BEI GRIN MACHT SICH IHR
WISSEN BEZAHLT

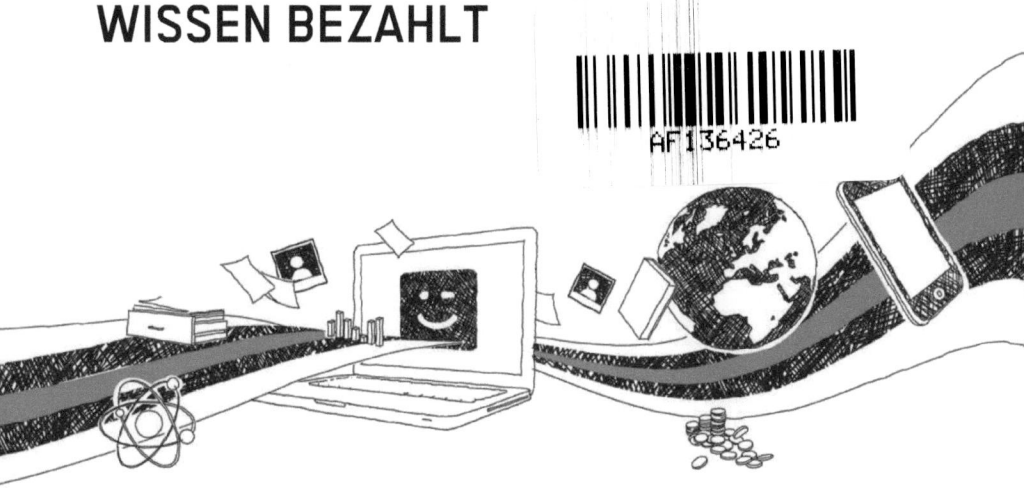

Prävention von HIV. Welche Maßnahmen können die Verbreitung verhindern?

Monika Höllriegl

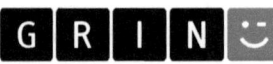

Bibliografische Information der Deutschen Nationalbibliothek:

Die Deutsche Nationalbibliothek verzeichnet diese Publikation in der Deutschen Nationalbibliografie; detaillierte bibliografische Daten sind im Internet über http://dnb.d-nb.de abrufbar.

ISBN: 9783346551832
Dieses Buch ist auch als E-Book erhältlich.

© GRIN Publishing GmbH
Nymphenburger Straße 86
80636 München

Druck und Bindung: Books on Demand GmbH, Norderstedt Germany
Gedruckt auf säurefreiem Papier aus verantwortungsvollen Quellen

Das Buch bei GRIN: https://www.grin.com/document/1156874

Department of Life & Health Sciences

BSc in Nursing

Prävention von HIV

Eine systematische Literaturrecherche über Maßnahmen,

welche die Verbreitung bzw. Übertragung von HIV reduzieren

Lehrveranstaltung Nurs-430 DL

Wien, 29. Jänner 2018

Inhaltsverzeichnis

Tabellenverzeichnis

Abstract

Weltweit lebten 2016 etwa 36,7 Millionen Menschen mit HIV[1] (vgl. WHO 2017). Seit Ausbruch des HI-Virus in den 80er Jahren ist eine hochwirksame Therapie entwickelt worden, die die Erkrankung an AIDS verhindern kann. Diese muss allerdings konsequent das Leben lang eingenommen werden (vgl. Sweers et al. 2014: 6, 36). Diese Arbeit geht auf das Thema der Prävention ein, wie die weitere Übertragung von bereits HIV-Infizierten reduziert werden kann. Es wird eine systematische Literaturanalyse durchgeführt, um Aufschluss über evidenzbasierte Präventionsinterventionen zu erhalten. Zwanzig Studien erfüllten die Einschlusskriterien. Es wird analysiert, welche Beratungsstrategien zur Prävention und dadurch zur Einhaltung der Therapie bei HIV-positiven Personen führen und welche anderen Präventionsinterventionen bereits durchgeführt werden. Ergebnis dieser Studien ist, dass Beratung standardisiert und durch geschulte Personen durchgeführt zur Senkung des Risikoverhaltens bzw. Veränderungen des Lebensstils führen können. Unter anderem wird in den Studien auf die motivierende Gesprächsführung hingewiesen. Außerdem gibt es auch technische Hilfsmittel die helfen, dass die Therapie regelmäßig eingenommen wird.

Around the world 36,7 million people lived 2016 with HIV (see WHO 2017). Since knowledge of HIV in the 80´s there exist a high effective therapy to prevent AIDS. It is important to take this therapy consequent lifelong (see Sweers et al. 2014: 6, 36). This article addresses the issue of prevention and how the transmission can be reduced. Therefor a systematic literature review was conducted to get information about evidence based prevention interventions. Twenty studies met the inclusion criteria. It will be analysed which counseling strategies can improve the adherence to treatment and which different prevention interventions are already being carried out. The result of these studies is that counseling should be standardized and performed by trained persons to reduce risk behaviour respectively change the lifestyle. The motivational conversation is examined in studies. In addition, there are also technical aids which help to keep the therapy on a regular basis.

---

[1] Human Immunodeficiency Virus, Humanes Immunschwächevirus

1 Einleitung

Gemäß GuKG Novelle 2016, § 14 (1) zählen Gesundheitsförderung, Prävention und Gesundheitsberatung zu den pflegerischen Kernkompetenzen des gehobenen Dienstes für Gesundheits- und Krankenpflege.

In dieser Arbeit werden die unterschiedlichen weltweit bereits genutzten Maßnahmen bzw. Strategien zur Prävention der HIV-Übertragung zusammengefasst. Es wird aufgezeigt wie auch wenige Minuten in der ambulanten Versorgung effektiv genutzt werden können, um HIV-positive Menschen zu beraten. Die risikoreichen Übertragungswege der Erkrankung sollen erkannt und reduziert, bzw. vermieden werden. Optimalerweise kann in Zukunft durch effektive Prävention die HIV-Neuinfektionsrate reduziert werden.

Zu Beginn dieser Arbeit wird auf die Problemdarstellung, die Zielsetzung und die Fragestellung eingegangen. Danach folgt der Methodik-Teil, in dem gezeigt wird, wie an das Thema herangegangen, wie nach der Literatur zur Beantwortung der Forschungsfrage gesucht und wie diese analysiert wurde. Der Hauptteil beschäftigt sich mit den Begriffserklärungen von HIV und AIDS, die Epidemiologie, die Übertragungswege, was unter der Viruslast zu verstehen ist und die Therapie. Dann folgt die Prävention, bzw. Präventionsstrategien von HIV-Infektionen. Anschließend werden die recherchierten Studien analysiert und diskutiert. Im Schlussteil wird auf die Ergebnisse, Limitationen und auf die Praxisrelevanz im gehobenen Dienst für Gesundheits- und Krankenpflege eingegangen.

1.1 Problemdarstellung

Gemäß WHO lebten weltweit bereits mehr als 70 Millionen HIV-positive Personen. Etwa 35 Millionen Menschen starben bis jetzt daran. Ende 2016 lebten weltweit etwa 36,7 Millionen HIV-positive Menschen, etwa zwei Drittel davon leben in Sub-Sahara, Afrika. 2016 infizierten sich etwa 1,8 Millionen weltweit mit HIV, 1,7 Millionen Erwachsene und rund 160.000 Kinder unter 15 Jahre (vgl. WHO 2017). Jeden Tag werden ca. 5.000 Personen mit HIV neu infiziert, ca. 2.800 Menschen sterben durch AIDS (vgl. Unicef 2017).

In der EU lebten Ende 2016 etwa 840.000 HIV-positive Personen (vgl. Sidibé 2017: 174). Es wird von 29.747 neudiagnostizierten HIV-positiven Personen im Jahr 2015 berichtet. Etwa die Hälfte wurde spät, das heißt die CD$_4$-Zellzahl[2] befand sich unter 350/mm³, diagnostiziert. (vgl. ECDC 2016: 1).

In dieser Arbeit geht es um die Prävention, wie HIV-positive Personen die weitere Übertragung des HI-Virus an andere Personen verhindern können. HIV-positive Menschen müssen regelmäßig Laborkontrollen durchführen, um die Wirksamkeit der Antiretroviralen Therapie (ART), zu kontrollieren. Die ART ist eine derzeit lebenslange Therapie, die gewissenhaft, ununterbrochen eingenommen werden muss (vgl. Bogner 2012: 18, Fidler et al. 2013: 259).

Es gibt verschiedene Präventionskampagnen wie zum Beispiel in Deutschland „Gib AIDS keine Chance", wo darüber aufgeklärt wird wie vor einer sexuell übertragbaren Infektion (STI) und HIV geschützt werden kann und welche Maßnahmen bei Verdacht auf eine Infektion getroffen werden sollten. Hauptziel der Kampagnen bestehen in der Verhinderung der Weiterverbreitung von HIV und anderen sexuell übertragbaren Krankheiten, Aufheben von Stigmatisierung und Ausgrenzung von Menschen mit HIV und AIDS und Enttabuisierung von STI (vgl. von Rüden, Töppich 2015: 5). Auch in Österreich gibt es verschiedene Projekte zur Prävention und Aufklärungsarbeit von AIDS, zum Beispiel über den Fonds Gesundes Österreich und auch AIDS-Hilfen Österreichs (vgl. FGÖ 2017).

Während der regelmäßigen Kontrolluntersuchungen im Spital können Gespräche zum Thema HIV, zum Beispiel betreffend Übertragungswege bzw. das Risikoverhalten geführt werden. Um evidenzbasiert beraten zu können ist es notwendig über effektive Präventionsansätze und aktuelle Studien Bescheid zu wissen. Gemäß Brenner (2015: 109) wird trotz sehr positiver Einstellung von Pflegepersonen zur Patientenedukation diese oft unsystematisch und unregelmäßig durchgeführt. Als hindernde Faktoren werden Zeitmangel, fehlendes Schulungsmaterial und mangelndes pflegerisches und pädagogisches Fachwissen erwähnt. Durch effiziente Präventionsstrategien könnte jedoch die Inzidenzrate von HIV-Infektionen reduziert werden. Die Inzidenzrate beschreibt die Neuerkrankungsrate an einer Krankheit.

1.2 Zielsetzung der Arbeit

Diese Arbeit soll zeigen wie die Übertragung durch HIV-positive Erwachsene verhindert bzw. reduziert werden kann. Dazu werden internationale Präventionsstrategien und Beratungsinterventionen für HIV-positive Personen analysiert und herausgestellt, wie diese bei den regelmäßigen Kontrolluntersuchungen integriert werden können.

---

[2] Was die CD$_4$-Zellzahl aussagt wird unter Punkt 3.3 beschrieben.

1.3 Fragestellung

Welche präventiven Maßnahmen werden weltweit im ambulanten Setting für HIV-positive Erwachsene genutzt, um die Neuerkrankungsrate zu reduzieren?

2 Methodik

Es wird eine systematische Literaturrecherche über die Online Datenbank PubMed und in elektronischen Zeitschriften durchgeführt. Die formale und inhaltliche Qualität der gefundenen Literatur wird nach Kleibel und Mayer (2011: 33, 86 ff, 115ff) bewertet[3]. Die Literatursuche findet von April bis August 2017 statt. Es werden Artikel in deutscher und englischer Sprache in die Suche eingeschlossen. Es wird nach klinischen Studien gesucht, die in den letzten 5 Jahren veröffentlicht wurden. Bei der Literatursuche wurden die Suchwörter aus Tabelle 2.1, unter der Verwendung von Bool´schen Operatoren, verwendet:

Search	Add to builder	Query	Items found	Time
#8	Add	**Search prevention AND (consultation OR counseling OR nursing) AND (hiv OR antiretroviral* OR aids OR immunodeficiency* OR MSM OR MTCT OR IVD) Sort by: Relevance Filters: Clinical Trial; published in the last 5 years**	281	16:35:48

Tabelle 2.1 Pubmedsuche vom 17.7.2017

Das PICO-Schema, wie in Tabelle 2.2 angeführt, wurde als Kriterium zur Auswahl der wissenschaftlichen Artikel herangezogen (vgl. Kleibel 2011: 151):

	Einschränkungen	Einschlusskriterien	Ausschlusskriterien
Inhalt	P Population	Erwachsene HIV-positive	Kinder, Jugendliche
	I Intervention	Präventionsmaßnahmen, Edukation (Schulung, Beratung, Information)	Medikamentöse Therapie, außer PEP (Postexpositionelle Prophylaxe, PrEP (Präexpositionelle Prophylaxe)
	C Kontrollvariable	Keine Präventionsmaßnahmen	
	O Ergebnisvariable	Bewusstsein über HIV-Infektion, Übertragungswege, Möglichkeiten der Prävention	Keine Prävention
Form	Publikationsart	RCT, wissenschaftliche Arbeiten	graue Literatur
	Zeitraum	2012-2017	vor 2012
	Sprache	deutsch und englisch	andere Sprachen
	Kulturraum	keine Einschränkung	

Tabelle 2.2 PICO-Schema

---

[3] Qualitäts- und Beurteilungskriterien siehe Anhang II

In der PubMed-Datenbank wurden insgesamt 281 Treffer erzielt. Durch Lesen der Titel und Abstracts wurden 261 Arbeiten nach den Kriterien aus Tabelle 2.2 ausgeschlossen und 20 Studien in diese Arbeit eingeschlossen. In Anhang I werden die analysierten Studien kurz zusammengefasst, die Beurteilungs- und Qualitätskriterien werden in Anhang II dargestellt.

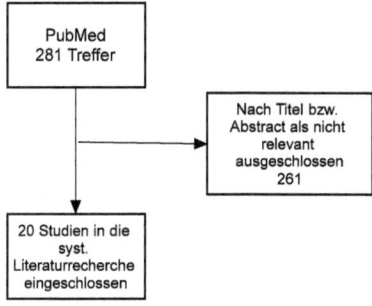

Tabelle 2.3 Literatursuche

Nun folgen Definitionen über HIV/AIDS, deren Epidemiologie und Übertragungswege, welche Laborwerte über den Zustand des Immunsystems Auskunft geben, bzw. wie die HIV-Erkrankung eingeschätzt werden kann.

3 Die HIV-Infektion/AIDS

Das Acquired Immune Deficiency Syndrom (AIDS) wird mit „erworbenes Immunschwächesyndrom" übersetzt. Von AIDS wird gesprochen, wenn zum Teil lebensbedrohliche Symptome, wie zum Beispiel schwere Infektionskrankheiten auftreten. Die Ursache für AIDS ist eine vorangegangene Infektion mit dem HI-Virus. Eine HIV-Infektion ist zurzeit nicht heilbar, wenn jedoch eine ART rechtzeitig begonnen, sowie regelmäßig und lebenslang eingenommen wird, bestehen gute Chancen viele Jahre und Jahrzehnte mit HIV zu leben und eine schwere Immunschwäche sowie den Ausbruch von AIDS zu verhindern (vgl. Sweers et al. 2014: 4).

Die AIDS Erkrankung wurde 1981 erstmals klinisch und immunologisch charakterisiert. Damals mit unbekannter Ätiologie. 1983 wurde HIV-1 zum ersten Mal aus einer Person isoliert. Verschiedene Faktoren sind für einen Anstieg der STI verantwortlich. In Entwicklungsländern kommt es zur Auflösung familiärer und sozialer Bindungen, zur Landflucht und Arbeitsmigration. In Ost- und Südeuropa kam es in den letzten Jahren durch politische und ökonomische Veränderungen zu hoher Arbeitslosigkeit und zur Ausdehnung kommerzieller Sexarbeit. Durch Um- und Abbau von staatlichen Gesundheitssystemen wurde zumindest vorübergehend ein schlechter Zugang zur Gesundheitsversorgung erreicht. In Westeuropa, Nordamerika und Australien kam es zu einem Anstieg von STI und dadurch auch von HIV-Infektionsraten. Die Risikoeinschätzung von HIV und AIDS in der Bevölkerung änderte sich durch eine wirksamere HIV-Langzeittherapie, verbesserter Lebensqualität und einer längeren Überlebenszeit. Am stärksten betroffen von HIV-Infektionen in den Industrieländern ist die Gruppe der Männer die Sex mit Männern haben (MSM). Durch geringe Sensibilisierung für STI in der Allgemeinbevölkerung und unter Ärztinnen und Ärzten kommt es oft zu späten Diagnosen (vgl. Hamouda et al. 2014: 26).

Durch das HI-Virus werden Organe wie z.b. Darm, Nieren, Knochen und das Gehirn, vor allem aber die körpereigene Abwehr schwer geschädigt. Die Viren befallen die Helferzellen, auch CD_4-, oder T_4-Zellen genannt, welche eine wichtige Funktion bei der Abwehr von Krankheitserregern haben. Gelangt das HI-Virus in einen Körper kommt es zur Abwehrreaktion. Die gebildeten Antikörper können das Virus nicht vollständig vernichten. Ein geringer Teil der befallenen Helferzellen wird direkt durch das HI-Virus zerstört. Je weniger Helferzellen vorhanden sind, umso weniger ist das Immunsystem in der Lage, vor Krankheiten zu schützen. Ist die Abwehr stark geschwächt, kann es zu lebensbedrohlichen opportunistischen Infektionen und zur Entstehung von unterschiedlichen Krebsarten kommen. In den ersten Wochen vermehrt sich das Virus sehr stark, wodurch die Ansteckungsgefahr sehr groß ist. Es treten häufig unspezifische Krankheitszeichen wie zum Beispiel Fieber, Hautausschlag, starker Nachtschweiß, Lymphknotenschwellungen, Durchfall, Abgeschlagenheit oder Geschwüre im Mund auf. Diese Symptome werden als Primärinfektion bezeichnet und wird von vielen kaum bemerkt oder als „normaler" Infekt gehalten. Es folgt eine für einige Monate oder Jahre symptomfreie Phase, da das Immunsystem die Virusvermehrung soweit kontrollieren kann, dass keine Symptome auftreten. In dieser Zeit werden jedoch das Immunsystem und innere Organe geschädigt. Die Helferzellen und ihre Funktionsfähigkeit nehmen mit fortschreitender Krankheit immer mehr ab. Im Laufe von Jahren können Symptome auftreten wie zum Beispiel lang andauernde Lymphknotenschwellungen an mehreren Stellen unter den Achseln und in der Leistengegend, starker Nachtschweiß, sowie langanhaltende Durchfälle. Von AIDS wird gesprochen, wenn durch HI-Viren ein schwerer Immundefekt verursacht wurde und bestimmte Krankheiten entstehen. Dazu gehören zum Beispiel Pneumocystis-Pneumonie (PcP), eine Form der Lungenentzündung und Pilzinfektionen der Speiseröhre. Im Zusammenhang mit AIDS häufige Tumoren sind zum Beispiel das Kaposi-Sarkom oder Gebärmutterhalskrebs, sowie Lymphome. Durch HI-Viren können Zellen des Zentralnervensystems geschädigt werden, wodurch Nervenentzündungen oder Hirnleistungsstörungen auftreten, die oft langsam und unauffällig beginnen (vgl. Sweers et al. 2014: 5-9). Die symptomarme Latenzzeit kann bei unbehandelten Personen im Mittel zwischen 10 und 12 Jahre betragen. Anschließend treten opportunistische Infektionen auf, die AIDS kennzeichnen (vgl. Hamouda et al. 2014: 26).

3.1 Epidemiologie

In Österreich lebten im Jahr 2013 6.527 HIV-positive Personen (vgl. ECDC 2017: 14). Die Anzahl der HIV neu diagnostizierten Personen im Jahr 2015 stieg von 428 auf 447 im Jahr 2016 (vgl. Aberle et al. 2016: 1 und 2017: 6). An der Österreichischen Kohortenstudie nahmen bis jetzt 8.914 Personen teil, 4.541 standen 2016 in medizinischer Betreuung, wovon 97,2 Prozent eine ART erhalten (vgl. Leierer et al. 2016: 11-14). 1986 sind 14, im Jahr 2015 41 Personen an AIDS verstorben (vgl. Statistik Austria 2016).

In Deutschland lebten Ende 2015 etwa 84.700 Menschen mit HIV. Die HIV-Neuinfektionen werden in Deutschland gesamt auf etwa 3.200 geschätzt. Gemäß Robert Koch Institut (2016a: 501) hat sich die Gesamtzahl der HIV-positiven Personen mit einem Alter über 40 Jahren seit Anfang der 1990er Jahre fast verfünffacht. Gründe hierfür sind die ART, aber auch eine gestiegene Zahl von Neuinfektionen in höheren Altersgruppen.

In der EU lebten 2016 etwa 840.000 HIV-positive Menschen. Die Zahl der Personen, die eine ART erhalten ist zwischen 2010 und 2016 um 46 Prozent angestiegen, von 440.000 auf 650.000. Die Neuinfektionen sanken im gleichen Zeitraum um 6 Prozent von 31.000 auf 29.000. Mit AIDS zusammenhängende Todesfälle sanken von 11.400 auf 8.300 (vgl. Sidibé 2017: 174). Bei 29.747 Personen wurde in 31 EU/EEA-Ländern (European Union/European Economic Area) im Jahr 2015 HIV neu diagnostiziert. Zu den 31 EU/EEA Ländern zählen: Belgien, Bulgarien, Dänemark, Deutschland, Estland, Finnland, Frankreich, Griechenland, Großbritannien, Irland, Island, Italien, Kroatien, Lettland, Liechtenstein, Litauen, Luxemburg, Malta, Niederlande, Norwegen, Österreich, Polen, Portugal, Rumänien, Schweden, Slowakei, Slowenien, Spanien, Tschechische Republik, Ungarn und Zypern (vgl. Amato-Gauci 2016: ix).

Weltweit lebten 2016 etwa 36,7 Millionen HIV-positive Personen, ca. 2 Millionen haben sich neu infiziert und etwa 1 Million starben an HIV (vgl. WHO 2017).

Zwischen 2010 und 2016 wird von Afrika, Asien, Karibik, Mittlerer Osten, Nordamerika, Pazifik, West- und Zentraleuropa eine Abnahme an HIV-Neuinfizierten berichtet. In Lateinamerika ist die Zahl stabil, während in Osteuropa und Zentralasien die Anzahl der Neuinfektionen um etwa 60 Prozent anstieg (vgl. Sidibé 2017: 25). Von UNAIDS (2014: 1) wurde als Behandlungsziel 90-90-90 bis 2020 zur Beendigung der AIDS-Epidemie definiert. Das Ziel besteht darin, dass 90 Prozent aller mit HIV lebenden Personen diagnostiziert sind, 90 Prozent aller HIV-Infizierten mit ART leben, 90 Prozent aller Personen mit ART Virus unterdrückt sind. 2016 hatten 19,5 Millionen

Menschen Zugang zur ART, mehr als die Hälfte aller Personen, die mit HIV lebten erhielten die ART (vgl. Sidibé 2017: 6, 9).

3.2 Übertragungswege

HIV wird durch ungeschützten Geschlechtsverkehr, durch Einbringen von erregerhaltigem Blut bzw. Blutprodukten in die Blutbahn und prä-, peri- oder postnatal von einer infizierten Mutter auf ihr Kind übertragen (vgl. Hamouda et al. 2014: 26).

In Österreich ist der Übertragungsweg bei neu diagnostizierten HIV-positiven Personen ähnlich wie in Deutschland. An erster Stelle stehen MSM, die mehr als die Hälfte ausmachen, an zweiter Stelle heterosexuelle Personen und an dritter Stelle Personen, die intravenös Drogen konsumieren (vgl. Amato-Gauci et al. 2016: 4).

In Deutschland wird die geschätzte Gesamtzahl von HIV-Neuinfektionen im Jahr 2015 von etwa 3.200 in deren Übertragungsweg unterteilt. Etwa 68,8 Prozent sind MSM, etwa 13,1 Prozent Frauen und 9,7 Prozent Männer, die sich auf heterosexuellem Weg infiziert haben. Etwa 7,8 Prozent haben sich durch intravenösen Drogenkonsum (IVD) infiziert (vgl. Robert Koch Institut 2016a: 498). Durch eine bessere Verfügbarkeit von sterilen Nadeln, aber auch der Ausweitung der Substitutionstherapie konnte ein Rückgang von HIV-Neuinfektionen in Deutschland erreicht werden. Ein erneuter Anstieg der Infektionen wird auf südosteuropäische Länder wie Griechenland, Bulgarien und Rumänien zurückgeführt, da in diesen Ländern der intravenöse Drogenkonsum nach wie vor ein häufiger HIV-Übertragungsweg ist (vgl. Robert Koch Institut 2016a: 504).

3.3 Viruslast/CD$_4$-Zellen

Die Viruslast gibt die Viruskonzentration im Blut an. Je höher die Viruskonzentration, desto schneller folgt die Zerstörung des Immunsystems. Die Zahl der CD$_4$-Zellen gibt Auskunft über den Zustand des Immunsystems. Je weniger CD$_4$-Zellen vorhanden sind, desto ausgeprägter ist die Immunschwäche (vgl. Sweers et al. 2014: 6). Gemäß Deutsch-Österreichischer Leitlinie (2014a: 6ff) soll eine Therapie bei allen HIV-positiven Personen mit einer CD$_4$-Zellzahl von unter 500/µl erfolgen. Bei Behandlungsbeginn unter 200 CD$_4$-Zellen/µl ist mit einer erhöhten Morbidität[4] und Mortalität[5], auch unter Therapie zu rechnen, weshalb ein Unterschreiten dieses Wertes vermieden werden soll. Studien zeigen ein reduziertes Progressionsrisiko, wenn die ART bei weniger als

---

[4] Morbidität: Krankheitshäufigkeit innerhalb einer Population (vgl. Pschyrembel online)
[5] Mortalität: Anzahl der Todesfälle in einem Beobachtungszeitraum (vgl. Pschyrembel online)

350 CD$_4$-Zellen/µl begonnen wurde. Deshalb ist die Therapie bei einer CD$_4$-Zellzahl von 350/µl indiziert und sollte rasch eingeleitet werden.

3.4 Therapie

HIV-Antikörper können im Blutserum nachgewiesen werden sowie der „direkte Virus" oder seine Bestandteile durch Antigen-Nachweis (p24). Nach erfolgter HIV-Ansteckung können HIV-Antikörper nach drei bis sechs Wochen, spätestens nach drei Monaten zuverlässig nachgewiesen werden. Ein negatives Testergebnis bedeutet, dass etwa drei Monate vor Blutabnahme keine HIV-Infektion vorlag (vgl. Sweers et al. 2014: 31-33). Es gibt mehr als 20 Medikamente, gegen die HIV Vermehrung. Durch die ART werden kaum Viren gebildet und das Immunsystem entlastet. Das Voranschreiten der Krankheit kann durch die ART gebremst und das Auftreten von Symptomen verhindert werden. Wenn Symptome bereits auftreten, können sich diese wieder zurückbilden. Die Medikamente müssen allerdings lebenslang konsequent eingenommen werden, um das Auftreten lebensbedrohlicher Erkrankungen zu verhindern. Die HIV-Medikamente bestehen aus einer Kombination von mehreren antiretroviralen Wirkstoffen (vgl. Sweers et al. 2014: 6, 36). Bislang lässt sich die Therapie in fünf Substanzgruppen einteilen. Ziel der ART ist, die Entstehung eines klinischen Immundefektes und der daraus resultierenden Komplikationen zu verhindern. Die HIV Vermehrung wird durch die ART unterdrückt, das Fortschreiten des Immundefektes und der Ausbruch von AIDS aufgehalten (vgl. Robert Koch Institut 2016b). Etwa 19,5 Millionen Menschen erhielten 2016 die ART (vgl. UNAIDS 2017). Die Viruslast sollte regelmäßig zwischen drei und vier Monaten kontrolliert werden, um die Wirksamkeit der ART zu überprüfen. Wenn die ART eingenommen wird, keine anderen sexuell übertragbaren Krankheiten bestehen und die Viruslast über sechs Monate unter 50/ml ist, besteht ein geringes Risiko HIV auf andere SexualpartnerInnen zu übertragen (vgl. Fidler et al. 2013: 259).

Von den 4.541 an einer Studie teilnehmenden HIV-positiven Personen in Österreich nehmen 97,2 Prozent im Jahr 2016 eine ART (vgl. Leierer et al. 2016: 14) In Deutschland werden 2015 von den etwa 84.700 HIV-positiven etwa 60.700 Personen mit einer ART behandelt. Der Anteil der HIV-positiven, welche eine ART erhalten, hat sich seit 2006 von 59 Prozent auf 71,5 Prozent im Jahr 2015 erhöht. Der Anteil der Personen, die eine HIV-Erkrankung diagnostiziert bekamen und eine ART erhielten ist von etwa 70 Prozent im Jahr 2006 auf etwa 82 Prozent im Jahr 2015 gestiegen (vgl. Robert Koch Institut 2016a: 502ff.).

Jetzt wird auf Prävention im Allgemeinen eingegangen, anschließend folgen die Studienergebnisse.

3.5 Prävention

Die Prävention wird in die Primär-, Sekundär- und Tertiärprävention unterteilt. Bei der Primärprävention geht es darum, die Gesundheit zu fördern und zu erhalten sowie das Entstehen von Krankheiten so gut wie möglich zu verhindern. Durch Sekundärprävention soll das Fortschreiten einer bereits bestehenden Krankheit durch Frühdiagnostik und -behandlung verhindert werden. Die Tertiärprävention beinhaltet das Verringern der Schwere und Ausweitung von bereits manifest gewordenen Erkrankungen wie zum Beispiel eine Rückfallprophylaxe (vgl. MDS 2017).

Seit 1987 wird in Deutschland erhoben welche Krankheit in der Bevölkerung als gefährlichste wahrgenommen wird. Für 85 Prozent der 16- bis 20-jährigen gehörte im Jahr 1987 AIDS zu den gefährlichsten Krankheiten. 1990 hielten weniger als die Hälfte der Allgemeinbevölkerung und zwei Drittel der 16- bis 20-jährigen AIDS für eine der gefährlichsten Krankheiten. Die Wahrnehmung von AIDS als gefährlichste Krankheit nahm kontinuierlich ab. Als Gründe hierfür werden eine verbesserte Behandelbarkeit von HIV und bessere Präventionsmaßnahmen genannt. 2014 halten etwa acht Prozent der etwa 7.000 Befragten AIDS für eine der gefährlichsten Krankheit. Krebs steht 2014 mit 57 Prozent und Herz-Kreislauferkrankungen mit 36 Prozent an der Spitze der gefährlichsten Krankheiten. Das Interesse von Jugendlichen zum Schutz vor HIV/AIDS wurde 2014 mit 82 Prozent geäußert (vgl. von Rüden und Töppich 2015: 7, 13). Die Zahl der Menschen, die HIV-positiv sind, aber noch nicht diagnostiziert wurden, ist in Deutschland von etwa 11.000 im Jahr 2006 auf 12.600 im Jahr 2015 angestiegen (vgl. Robert Koch Institut 2016a: 502). Diese Zahlen zeigen die Wichtigkeit der Präventionsarbeit.

In Österreich gibt es zahlreiche Projekte zur Prävention von HIV-Infektionen, die unterschiedliche Altersgruppen und Personengruppen ansprechen (vgl. FGÖ 2017). Die Aidshilfen Österreichs haben verschiedene Präventionskonzepte z.B. für Jugendliche, Frauen, homo-/bisexuelle Männer und DrogenkonsumentInnen erarbeitet. Diese Konzepte wurden unter anderem in Vorträgen, Workshops, Diskussionsrunden oder Einzelgesprächen vorgestellt (vgl. Aidshilfen Österreich 2017).

HIV Risikoberatung zeigt kurzzeitig eine signifikante Reduktion von sexuellem Risikoverhalten und Verbesserung der Schutzmaßnahmen (vgl. Abdala et al. 2013: 1020). Die häufigere Verwendung von Kondomen konnte bis zu 3 Monate nach der Beratung nachgewiesen werden (Nöstlinger et al. 2016: e63). Grundpfeiler der HIV-Prävention ist die Verwendung von Kondomen. Eingegangene Risiken sollten so bald wie möglich durch einen HIV-Test abgeklärt werden. Es wird ein Zeitfenster bis 72 Stunden für Beginn mit einer Postexpositionsprophylaxe empfohlen (vgl. Deutsch-Österreichische Leitlinie 2013: 26). Die Postexpositionsprophylaxe (PEP) wird bei HIV-negativen Personen nach einer potentiellen HIV Exposition eingesetzt. Die Therapie sollte so bald wie möglich nach der Exposition, für einen Monat verabreicht werden, um eine HIV-Infektion zu verhindern. Innerhalb der ersten vier Stunden wird mit der höchsten Wirksamkeit gerechnet (vgl. Rieger 2017a).

Die Verwendung einer Präexpositions-Prophylaxe (PrEP) wird diskutiert. Sie wird als wichtige Ergänzung der bestehenden Präventionsinterventionen für besonders gefährdete Gruppen gesehen (vgl. Robert Koch Institut 2016a: 505). Bei der PrEP handelt es sich um eine Therapie in Tablettenform, um eine Infektion mit HIV zu verhindern. Die PrEP ist für HIV-negative Personen gedacht, durch deren Verhalten ein sehr hohes Risiko für eine HIV-Infektion verbunden ist (vgl. Rieger 2017b).

Zu den globalen Präventionsstrategien zählt außerdem die Neuinfektionen durch die Mutter-Kind-Übertragung[6] zu reduzieren (vgl. WHO Europe 2016: 6). Durch eine supprimierte d.h. unterdrückte Viruslast mittels ART kann eine Übertragung von HIV durch die Geburt verhindert werden. Eine Studie an 8.075 Müttern die von 2000 - 2011 durchgeführt wurde, zeigte ein Übertragungsrisiko von unter 1 Prozent, da die Mütter vor der Empfängnis mit der ART begannen (vgl. Mandelbrot et al. 2015). Dadurch wird eine „natürliche" Geburt für viele HIV-positive Frauen möglich und auch das Stillen scheint eine Option (vgl. Gingelmaier 2016: 46). In der Deutsch-Österreichischen Leitlinie (2014b: 4) wird empfohlen, bei jeder Schwangerschaft so früh wie möglich einen HIV-Antikörpertest zu machen. Bei Diagnosestellung von HIV sollte eine schwangere Frau in ein Zentrum mit HIV-Schwerpunkt überwiesen werden. Eine ausführliche Aufklärung über das bestehende Übertragungsrisiko und die aktuellen Interventionsstrategien zur Reduktion der Mutter-Kind-Übertragungsrate von HIV und deren Risiken sollen in diesem Zentrum erfolgen. Außerdem müssen regelmäßig Laborkontrollen geplant und durchgeführt werden.

4 Studien zum Thema Prävention und unterschiedliche Präventionsstrategien

Die Ergebnisse der 20 Studien werden in den folgenden drei Unterkapiteln in generelle Beratungsstrategien, Präventionsstrategien in der Schwangerschaft und bei intravenösen Drogenkonsum unterteilt.

---

[6] englisch: MTCT: mother to child transmission

4.1 Beratungsstrategien zur HIV- Prävention

Unter Patientenedukation können pflegerische Interventionen verstanden werden, die es Betroffenen und deren Angehörigen ermöglichen bzw. erleichtern eine Erkrankung oder Einschränkung in den Lebensalltag zu integrieren. Edukation kann in die Bereiche informieren, schulen und beraten unterteilt werden. Durch Information wird Wissen in Form von verschiedenen Medien wie zum Beispiel Internetquellen, Folder und Broschüren an die zu Beratenden weitergegeben. Als Schulung wird eine zielorientierte, geplante Handlung verstanden, die Wissen und Fertigkeiten vermitteln soll. Beratung wird als ergebnisoffener Dialog gesehen, in dem gemeinsam an Lösungen zu Problemen gearbeitet wird (vgl. Rusch 2014: 36, Abt-Zegelin 2010 zit. n. Rusch 2014). Evidenzbasierte Beratung stützt sich auf wissenschaftliche Ergebnisse und ist für die Prävention von Erkrankungen unerlässlich. Durch Studien wird die Effektivität von Beratungs- und Teststrategien überprüft. Adhärenz (englisch Adherence) bezeichnet die richtige und regelmäßige Medikamenteneinnahme, welche in der Verantwortung der Patientin/des Patienten und der Ärztin/des Arztes liegen (vgl. Bogner 2012: 18).

Holstad et al. (2012: 14-27) führten eine Studie mit 60 TeilnehmerInnen in Nigeria durch, um herauszufinden, ob sich durch motivierende Gesprächsführung die ART Adhärenz verbessert und das Risikoverhalten reduziert wird. Die motivierende Gesprächsführung wird als direkte Beratungsmethode beschrieben, die sich auf die Motivation fokussiert, Gewohnheiten zu ändern. Es wurden fünf verschiedene Messinstrumente verwendet, um aufzuzeigen ob die Therapie regelmäßig eingenommen wurde und um das sexuelle Risikoverhalten zu analysieren. Sechs Monate nach den Interventionen wurden die Ergebnisse erhoben. An 48 von 60 Personen konnten nach sechs Monaten die Unterschiede zur Erstuntersuchung erhoben werden. 93,8 Prozent, 45 Personen waren unter ART. In der experimentellen Gruppe, wo die motivierende Gesprächsführung durchgeführt wurde, berichteten statistisch signifikant mehr TeilnehmerInnen über ART Adhärenz. Außerdem wurde ein höheres Wissen über HIV und eine häufigere Benützung von Kondomen, bzw. kein Geschlechtsverkehr, wenn keine Verhütung vorhanden war, berichtet. Es wird geschlussfolgert, dass es ein wichtiger Schritt wäre, die BetreuerInnen in der motivierenden Gesprächsführung zu schulen, um die Adhärenz zur ART zu verbessern.

Kurth et al. (2014: 611ff.) evaluierten eine computerunterstützte Intervention zur Verbesserung der ART Adhärenz und die Prävention der HIV-Übertragung. In der Interventionsgruppe gab es ein audio- und videounterstütztes Programm mit Feedback, auf Basis von Information und Motivation zur Wichtigkeit der ART und Senkung des Übertragungsrisikos. Es gab die Möglichkeit das Ergebnis auszudrucken. Die Kontrollgruppe erhielt Standardberatung, welche das sexuelle Verhalten, Substanzgebrauch, ART und Nebenwirkungen über ein Tablet einschloss. In der computerunterstützten Beratungsgruppe wurde die ART-Adhärenz verbessert, das HIV-Übertragungsrisiko und die Viruslast gesenkt. Die berichtete Adhärenz stieg von 76 Prozent auf 85 Prozent nach 9 Monaten, gegenüber 74 Prozent in der Kontrollgruppe und keiner Verbesserung.

Die Wirksamkeit von Beratung zur Senkung des Risikoverhaltens wurde in Südafrika untersucht. 1.891 TeilnehmerInnen erhielten über 18 Monate je vier Mal eine Beratung, außerdem wurden Laborkontrollen durchgeführt. Interviews wurden geführt und Fragebögen ausgewertet. In der Interventionsgruppe waren 967, in der Kontrollgruppe, in der Standardpflege durchgeführt wurde, 924 Personen. Beide Gruppen erhielten Beratung über die HIV-Erkrankung, die ART und über Adhärenz. In der Interventionsgruppe fanden 10 - 15-minütige theorie- und evidenzbasierte Eins-zu-Eins-Beratungen mit geschulten BeraterInnen statt. Augenmerk wurde auf die Reduktion des sexuellen Risikoverhaltens gelegt. In der Kontrollgruppe fand Standardberatung statt, unter anderem mit Informationen zum Kondomgebrauch. Die Studie berichtet über signifikante Reduzierung des sexuellen Risikoverhaltens und erhöhten Kondomgebrauch. Der Mittelwert zu sexuellen Beziehungen ohne Kondom innerhalb der letzten vier Wochen vor Beginn der Studie lag in der Interventionsgruppe bei 2,15, am Ende der Studie bei 0,59, gegenüber 1,87 und 1,02 in der Kontrollgruppe ($p = < 0,05$). Der Mittelwert von sexuellen Beziehungen ohne Kondomen bei HIV-Status unbekannten, oder HIV-negativen Personen sanken in der Interventionsgruppe von 1,36 auf 0,19 und in der Kontrollgruppe von 1,11 auf 0,46 (vgl. Fisher et al. 2014: 499ff.).

Fogel et al. (2015: 802ff.) untersuchten die Wirksamkeit einer evidenzbasierten Intervention für sexuell übertragbare Geschlechtskrankheiten. POWER[7] wurde bei 265 inhaftierten Frauen in acht interaktiven Gruppen-Sitzungen und in der Kontrollgruppe eine Standard-Beratungssitzung für STI bei 256 Frauen durchgeführt. Bei dem POWER Modell geht es um drei Hauptstrategien: Das Risiko zu erkennen, das Engagement das Risiko zu reduzieren und das Suchen nach Lösungen. Jeweils drei und sechs Monate nach der Entlassung wurden die Daten nochmals durch Interviews erhoben. Die Teilnehmerinnen der POWER-Interventionsgruppe berichteten drei und sechs Monate nach Entlassung aus dem Gefängnis über weniger wechselnde männliche Partner als Teilnehmerinnen der Kontrollgruppe[8]. Sechs Monate nach Entlassung wurde von den Teilnehmerinnen der Interventionsgruppe das Kondom häufiger verwendet[9], außerdem wird von mehr Wissen über HIV, gesundheitsförderliche Kommunikation und soziale Unterstützung berichtet.

---

[7] POWER: Providing Opportunities for Women´s Empowerment
[8] Power-Gruppe 1,11/1,00, Kontrollgruppe 2,25/2,24 Mittelwert
[9] Ungeschützter Sex in POWER-Gruppe 6,06, Kontrollgruppe 6,45, ggü. nach 3 Monaten POWER 6,28, Kontrollgruppe 5,53

Kevany et al. (2016) analysierten die Qualität von mobiler freiwilliger Beratung und HIV-Tests, Mobilisierung der Gemeinschaft/Allgemeinheit und Unterstützungsservices anschließend an einen HIV-Test. Um eine hohe Qualität in der Beratung zu erzielen wurde das Personal für die HIV-Beratung standardisiert geschult, korrigierendes Feedback gegeben, außerdem erhielt das Personal Supervision und wiederholte Schulungen. Quality Assurance (QAC) wurde als Qualitätskriterium genutzt. Die Studie zeigte, dass die routinemäßige Überwachung mittels Assessments durch z.b. QAC eine essentielle Komponente in der öffentlichen Gesundheitspraxis darstellt. Die Strategien waren, das Bewusstsein der Allgemeinheit rund um HIV zu schärfen, z.b. den Nutzen den eigenen HIV-Status zu wissen. Es sollten Barrieren beseitigt und Unterstützung geboten werden. Durch die Studie wurde die Anzahl der Personen, die den HIV-Status wussten erhöht und deren Risikoverhalten reduziert. HIV-positive Personen berichteten über acht Prozent[10] weniger wechselnde sexuelle Partner. Als Herausforderungen für das an der Studie teilnehmende Personal werden die Bewältigung der vielfachen alltäglichen Aufgaben erwähnt und die Neuheit der Beratungsinterventionen.

An 28 TeilnehmerInnen wurde untersucht, ob motivierende Gesprächsführung bei Personen mit akuter HIV-Infektion das Risikoverhalten reduzieren kann. Es wurde eine Standardberatung, einer Beratung mit motivierender Gesprächsführung (Motivational Interviewing, MI) gegenübergestellt. Diese erfolgten jeweils ab dem ersten Tag der Diagnose, drei Tage später, bis zur 4. Woche wöchentlich und anschließend vierwöchentlich bis Woche 24 nach Diagnosestellung. Die BeraterInnen wurden auf MI geschult und führten die Beratung auf Grundlage standardisierter Beratungsleitfäden durch. Das Wissen der TeilnehmerInnen betreffend HIV wurde beurteilt und Erklärungen, wie benötigt, gegeben. Es ging um die Motivation zur Verhaltensänderung und Strategien, um das Risikoverhalten zu reduzieren, z.B. kurzfristige Verhaltensänderungsziele. Fragebögen wurden ausgeteilt und Interviews durchgeführt. In beiden Gruppen wurde ab Diagnosestellung über Änderung der Gewohnheiten berichtet. Die meisten TeilnehmerInnen befanden sich zu Studienbeginn in keiner stabilen Beziehung. 54 Prozent der Kurzberatungsgruppe und 36 Prozent der MI-Gruppe berichteten über ungeschützten Sex. Kein/e TeilnehmerIn, außer eine/r aus der MI-Gruppe berichtete in der Woche 8, und ein/zwei aus der Kurzberatungsgruppe in Woche 12 über kondomlosen Sex. TeilnehmerInnen der MI berichteten von konkreten Strategien, wie sie ihr Risikoverhalten reduzierten. In beiden Gruppen wurde über weniger wechselnde PartnerInnen ab Diagnosestellung, zum Vergleich vor der Diagnose berichtet. Die Ergebnisse in beiden Gruppen waren ähnlich (vgl. Pettifor et al. 2015, Corneli et al. 2014).

In China wurde anhand einer Studie mittels elektronischem Medikamentendispenser die ART Adhärenz gegenüber üblicher Beratung in der Kontrollgruppe untersucht. Es gab für alle

---

[10] 95 % CI 1%-16%, p = 0,03

14

TeilnehmerInnen monatliche Termine bei den BeraterInnen. Dieses elektronische Gerät schickt als Erinnerung zur Therapieeinnahme 30 Minuten nach Dosiszeitpunkt eine SMS an die betreffende Person. Die Adhärenz wurde durch die Auswertung der Medikamentendispenser und Blutanalysen belegt. Optimale Adhärenz wurde definiert als pünktliche Therapieeinnahme ≥ 95 Prozent und suboptimal mit < 95 Prozent. Von den 119 TeilnehmerInnen war die Adhärenz zu Beginn der Studie ähnlich. In der Interventionsgruppe war die optimale Adhärenz-Rate bei 63,5 Prozent und in der Kontrollgruppe bei 58,9 Prozent der TeilnehmerInnen. Im letzten Interventionsmonat war die Adhärenz-Rate bei 87,3 Prozent in der Interventionsgruppe und 51,8 Prozent in der Kontrollgruppe. Die Analyse während der gesamten Interventionsperiode zeigte ähnliche Ergebnisse ≥ 95 Prozent pünktliche Therapieeinnahme über 4-9 Monate 82,5 Prozent vs. 51,8 Prozent (vgl. Sabin et al. 2015: 551ff.).

Die Auswirkung von Beratung auf das sexuelle Übertragungsrisikoverhalten wurde in einer randomisiert kontrollierten Studie in Boston mittels Fragebogen und Beratungssitzungen analysiert. In der Interventionsgruppe ging ein/e Medizinische/r Sozialarbeiter/in auf psychosoziale Probleme ein. Es wurde Beratung über das Leben mit HIV, die HIV Übertragungsrisiken und deren Reduktionsmöglichkeiten durchgeführt. In beiden Gruppen wird über eine Reduktion des sexuellen Risikoverhaltens berichtet (vgl. Safren et al. 2013: 171ff.).

„Safe Talk", ein auf motivierende Gesprächsführung basierendes, standardisiertes 13-Stufen-Programm wurde von Golin et al. (2012) als Präventionsintervention für HIV-positive Personen, mit einer strukturierten Beratung über Ernährung, physische Aktivität, um kardiovaskuläre Erkrankungen vorzubeugen, verglichen. Als Ergebnis wird festgestellt, dass sich „Safe Talk" als effektive, flexible Präventionsintervention für Menschen die mit HIV leben eignet. Es wurden durch „Safe Talk" zum follow-up, nach 8 Monaten, das Risikoverhalten zur HIV-Übertragung durchschnittlich um 87 Prozent verglichen mit der Kontrollgruppe reduziert (p < 0,0001), außerdem wurden ungeschützter Geschlechtsverkehr durch „Safe Talk" um 73 Prozent im Vergleich mit der Kontrollgruppe reduziert (p < 0,0001). Im gesamten Verlauf der Studie konnte das Risikoverhalten der HIV-Übertragung im 8. und 12. Monat signifikant reduziert werden. Der Unterschied in der Anzahl des ungeschützten Geschlechtsverkehrs zwischen beiden Gruppen war nicht statistisch signifikant.

Die Effektivität einer Videokonferenz-Gruppenintervention wurde von Marhefka et al. (2014) an 71 TeilnehmerInnen untersucht. 83 Prozent nahmen am letzten Termin, nach sechs Monaten teil. Zwischen dem drei- und sechsmonatigen Termin hatte die Kontrollgruppe um siebenmal häufiger ungeschützten Geschlechtsverkehr als die Interventionsgruppe. Sehr zufrieden waren die

TeilnehmerInnen mit der Videokonferenz-Gruppenintervention. Der private Rahmen und die Vertraulichkeit wurden sehr geschätzt.

Beratungsinterventionen spielen eine wichtige Rolle bei der Prävention und bei der Reduzierung von sexuellem HIV-Übertragungsverhalten. Eine Studie mit 59 Teilnehmern untersuchte 2009 bis 2013 die Wirksamkeit von Beratung in Kleingruppen und den psychologischen Effekt auf das HIV-Risikoverhalten in Toronto. Zu Beginn wurde ein Fragebogen am Computer beantwortet, welcher nach drei Monaten nochmals ausgefüllt wurde. In Gruppen von 5 bis 8 homo- oder bisexuellen Männern wurden sieben 2-Stunden-Beratungen durchgeführt, wobei es z.b. um Informationen bezüglich Übertragungswege von HIV und das sexuelle Risikoverhalten ging. Ziel war die zu Beratenden dahingehend zu motivieren das Übertragungsrisikoverhalten für HIV zu reduzieren. Es kam nach einer 3-monatigen Befragung zu einer signifikanten Reduzierung von 28,9 Prozent von kondomlosen Sex mit HIV-negativen und Partnern mit unbekanntem HIV-Satus verglichen, zu 53,9 Prozent zu Beginn der Studie (vgl. Hart et al. 2016).

Als Strategie zur Prävention von HIV wurden die PartnerInnen von neu HIV-diagnostizierten Männern informiert. Die Interventionsgruppe erhielt eine 90-minütige Beratung über Therapie, die Benachrichtigungs-Methode, die Planung der Benachrichtigung und emotionale Unterstützung. Die Kontrollgruppe erhielt eine 60-minütige Standardberatung u.a. über Partnerbenachrichtigung, verfügbare Ressourcen und emotionale Unterstützung. Der Benachrichtigungserfolg war in der Interventionsgruppe 77,13 Prozent und in der Kontrollgruppe 74,21 Prozent (vgl. Chiou et al. 2015: 1773ff.).

4.2 Präventionsstrategien in der Schwangerschaft

Es gibt sogenannte Option B+ Programme, wo HIV-positive Schwangere zum Beispiel die ART ab Diagnosestellung gratis erhalten, oder wo Beratungsprogramme stattfinden. Rosenberg et al. (2015: e483ff.) führten eine Studie in Malawi durch, wo Paare auf HIV getestet und beraten wurden. Neunzig Prozent der Frauen erschienen zum ersten vorgeburtlichen Termin alleine, nur zehn Prozent mit ihrem Partner. Von den 126 Paaren waren 13 Prozent beide HIV-positiv, bei 71 Prozent waren nur die männlichen Partner auf HIV getestet und bei 16 Prozent war keiner der PartnerInnen auf HIV getestet. Von den 126 männlichen Partnern waren 29 Prozent HIV-negativ, 47 Prozent waren neu HIV-positiv diagnostiziert, 25 Prozent waren bereits vor der Studie HIV-positiv diagnostiziert. Von den 90 HIV-positiven Männern nahmen 17 Prozent eine ART. Von den 200 StudienteilnehmerInnen berichteten 96 Prozent über zumindest einen ungeschützten sexuellen Kontakt, was sich durch die Beratung auf 42 Prozent von 182 beim folgenden Besuch reduzierte. Diese Studie gab den Frauen die Möglichkeit durch Einladungen ihre Partner in das Spital mitzunehmen, zu testen, beraten und therapieren zu lassen, was sich auf das Bewusstsein des Übertragungsrisikos und auf das weitere sexuelle Verhalten auswirkte.

Jones et al. (2013: 702-709) analysierten, anhand einer randomisiert kontrollierten Studie in Südafrika mit 239 Paaren, wie sich das Einbeziehen der Partner bei schwangeren Frauen in die Beratung auf die Reduktion von HIV-Infektionen auswirkt. In der Interventionsgruppe wurden vierwöchentlich 90 bis 120 Minuten mit maximal 10 TeilnehmerInnen Gruppenberatungen durchgeführt. Diese schlossen unter anderem Informationen zur HIV-Prävention, Übertragung von HIV von der Mutter auf das Kind und Verwendung eines Kondoms ein. Sie wurden jeweils von zwei geschulten HIV-BeraterInnen durchgeführt. In der Kontrollgruppe wurden vier Standardberatungstermine durchgeführt, die Videos über Gesundheitsthemen einschlossen. Die TeilnehmerInnen erhielten nach jedem Termin Kondome. 76 TeilnehmerInnen waren HIV-positiv. Von 26 HIV-positiven Paaren wussten 19 Prozent der Frauen, 2 Prozent der Männer wussten nicht, ob ihre Partnerin HIV getestet wurde. Die Studie zeigte, dass der Einbezug der Männer in die Beratung zu einer Reduzierung von ungeschützten Geschlechtsverkehr führte. In der Interventionsgruppe verbesserte sich das Wissen über HIV. Das Ergebnis der Studie ergab, dass der Einbezug der Männer während der Schwangerschaft als eine wichtige Strategie gesehen werden kann, um das sexuelle Risikoverhalten und die HIV-Übertragung zu reduzieren.

1.763 Personen nahmen aus neun Ländern[11] an einer Studie zur ART Adhärenz ab Diagnosestellung teil. Die Adhärenz wurde durch Zählen der Tabletten und durch einen Fragebogen, sowie Interview beurteilt. Es wurde Beratung betreffend Adhärenz und Paarberatung über safer sex angeboten. In stabilen Beziehungen war die ART Adhärenz hoch. Die ART hat das Risikoverhalten über zwei Jahre nicht erhöht, die sexuelle Risikobereitschaft nahm ab. Anhand des Tablettenzählens waren 82,2 Prozent der TeilnehmerInnen in dem ersten Monat und 83,2 Prozent nach dem ersten Jahr ART adhärent. Aufgrund des Fragebogens waren 88,8 Prozent im ersten Monat und 84,2 Prozent nach einem Jahr adhärent. Der häufigste Grund für Nicht-Adhärenz im ersten Monat und nach einem Jahr war das Vergessen[12] (vgl. Safren et al. 2015: 234ff.).

Read et al. (2012:70-75) untersuchten die Präventionsmöglichkeiten der HIV-Übertragung von Mutter auf Kind in Lateinamerika und der Karibik[13]. Jeweils 3 Besuche vor und nach der Geburt fanden statt. Von 711 Müttern bekamen 10 ein HIV-positives Kind. Die Übertragungsrate war 1,4 Prozent. Grund hierfür waren fehlende Möglichkeiten der Prävention, z.B. schlecht zu

---

[11] Botswana, Kenia, Malawi, Südafrika, Zimbabwe, Brasilien, Indien, Thailand, USA
[12] erste Monat: Vergessen 40,4 %, Reisen 19,3 %, Vermeiden von Nebenwirkungen 17 %, zu beschäftigt mit anderen Dingen 9,4 %, Krankheit/gesundheitliche Probleme 8,2 %, zu wenige Tabletten 6,4 %; nach einem Jahr: Vergessen 45,1 %, zu beschäftigt mit anderen Dingen 20,7 %, Reisen 22,6 %, zu wenig Tabletten 14 %
[13] Argentinien, Bahamas, Brasilien, Jamaica, Mexiko, Peru

kontrollierende Viruslast der Mutter durch die Schwangerschaft, späte ART während der Schwangerschaft, späte Diagnose der HIV-Infektion, fehlende ART für die Embryos und fehlende Informationen über das Stillen. Alle Frauen erhielten die ART während der Schwangerschaft, eine Frau erhielt die ART während der Geburt. Das frühe Wissen des HIV-Status, im Idealfall vor Schwangerschaft oder am Beginn der Schwangerschaft und die ART würde die Übertragung von der Mutter auf das Kind reduzieren, bzw. ganz vermeiden. Das Stillen eines Kindes sollte vermieden werden.

Plessis et al. (2014) verwendeten strukturierte Mobiltelefon-Nachrichten zur Prävention der Übertragung von HIV von Mutter auf Kind. Die Ziele waren die vorgeburtliche Pflege bzw. Betreuung zu verbessern, Erinnerung an die Therapie, außerdem die postnatale Betreuung zu verbessern. 503 Frauen zwischen 18 und 49 waren in die Studie eingeschlossen. 62,6 Prozent erhielten die ART bereits ein Jahr vor der Schwangerschaft. 86 Prozent der Schwangeren erhielten ab erstem Besuch in der vorgeburtlichen-Klinik Beratung zur Prävention der Mutter-Kind-Übertragung. 40 Prozent der Teilnehmerinnen kannten den HIV-Status des Partners. Ergebnis der Studie war eine Deckung der präventiven Beratung für schwangere Frauen von 86 Prozent, oder Zugang zur Therapie für die Neugeborenen. 91,9 Prozent der Neugeborenen erhielten eine Therapie ab Geburt, verglichen zu 71 Prozent der Mütter.

In der Prävention der Mutter-Kind-Übertragung ist die Beteiligung der Männer lebenswichtig. Zu den Präventionsstrategien zählen die Benachrichtigung der Partner. In einer Studie wurde die Wirkung von Einladungskarten an den Partner zur Prävention von HIV durch Mutter-Kind-Übertragung untersucht. Meist kommen in Malawi schwangere Frauen alleine zu den vorgeburtlichen Untersuchungen. In der Interventionsgruppe wurden Einladungskarten, in der Kontrollgruppe mündliche Einladungen an die Partner verwendet. Durch Fragebögen wurde in Woche zwei und sechs erhoben, ob die Partner und falls nicht, warum sie nicht eingeladen wurden. Ergebnis war, dass 23,59 Prozent von insgesamt 462 mit deren Partner kamen. 28,26 Prozent von 230 aus der Interventionsgruppe und 18,97 Prozent von 232 aus der Kontrollgruppe. Die Einladungskarte erhöhte signifikant (p = 0,02) die Beteiligung der Partner (vgl. Nyondo et al. 2015).

4.3   Präventionsstrategien bei intravenösen Drogenkonsum

In China wurde die Annehmbarkeit von implementierten Nadel- und Spritzen-Austauschprogrammen und deren potentiellen Verbesserungsstrategien untersucht. Es wurden von 2009 bis 2010 aus 12 Ländern des südlichen China, aus sogenannten Drogenhandel-Provinzen mit 68 Bediensteten der staatlichen Gesundheit und der öffentlichen Sicherheit halbstrukturierte

Interviews durchgeführt. Seit 2003 sind in diesen Provinzen Nadel- und Spritzen-Austauschprogramme implementiert. Ergebnis der Studie ist eine positive Grundhaltung zum Programm. Als Probleme bei der Implementierung wurden administrative und strukturelle Probleme genannt, unzureichendes Budget, keine Akzeptanz bzw. Missverständnis in der Öffentlichkeit. Außerdem wurde von TeilnehmerInnen erwähnt, dass Drogenkonsumenten durch dieses Programm evtl. ermutigt werden, weiter Drogen zu injizieren. Um das Programm zu verbessern sollten laut Studie die zwei involvierten Organisationen eng kooperieren, außerdem mehrere Organisationen eingeschlossen werden, evtl. auch nicht staatliche (vgl. Koo et al. 2015).

Ergebnis einer Studie mit 455 TeilnehmerInnen in Vietnam war, dass zu Beginn 77 Prozent, nach 24 Monaten 4 Prozent über das Teilen bzw. Tauschen von Injektions-Utensilien und statt 24 Prozent nur 5 Prozent über ungeschützten Sex berichteten. Geringes Risikoverhalten und Inzidenz von HIV haben wichtige Auswirkungen auf Präventionsprogramme. Die Interventionsprogramme beinhalteten persönliche Aspekte wie Aufklärung über Stigma und Vermeidungsstrategien, soziales Umfeld z.b. Peer-Networks, Sexualpartner und Gemeinschaft. Selbstregulationsfähigkeiten wie z.b. die Beherrschung von technischen, sozialen und problemlösenden Fähigkeiten wurden besprochen. 68 Prozent der TeilnehmerInnen wussten zu Beginn der Studie nicht über deren HIV-Status Bescheid. TeilnehmerInnen, die zu Beginn der Studie HIV-positiv waren, tauschten signifikant seltener die Nadeln und hatten in den letzten 2 Monaten weniger ungeschützten Sex als die, die den Status nicht kannten (vgl. Go et al. 2015).

5 Diskussion und Praxisrelevanz der Ergebnisse

Die Anzahl der TeilnehmerInnen der analysierten Studien variierte von 28 (vgl. Pettifor et al. 2015) bis 1.763 (Safren et al. 2015). Um die Effektivität von Präventionsinterventionen zu untersuchen verwendeten Studien die Aussagen der TeilnehmerInnen (vgl. Fogel et al. 2015, Go et al. 2015, Golin et al. 2012, Holstad et al. 2012), das Zählen der Tabletten (vgl. Safren et al. 2015) oder führten zusätzlich Laborkontrollen durch, um die Viruslast und CD_4-Zellzahl zu bestimmen bzw. zu vergleichen (vgl. Fisher et al. 2014, Hart et al. 2016, Jones et al. 2013, Kurth et al. 2014, Read et al. 2012, Sabin et al. 2015, Safren et al. 2013, Safren et al. 2015).

Studien zeigen, dass Beratungen zur Senkung des HIV-Risikoverhaltens führen (vgl. Fischer et al. 2014, Fogel et al. 2015, Go et al. 2012, Golin et al. 2012, Hart et al. 2016, Holstad et al. 2012, Jones et al. 2013, Kevany et al. 2016, Kurth et al. 2014, Marhefka et al. 2014, Nyondo et al. 2015, Pettifor et al. 2015, Rosenberg et al. 2015, Sabin et al. 2015, Safren et al. 2013, Safren et al. 2015).

Es fällt jedoch schwer, die Studien miteinander zu vergleichen, da Beratung durch geschulte BeraterInnen durchgeführt wurde (vgl. Jones et al. 2013, Kevany et al. 2016, Pettifor et al. 2015), oder durch medizinische SozialarbeiterInnen (vgl. Safren et al. 2013) und entweder mit Standardpflege (vgl. Fisher et al. 2014), Standardberatung (vgl. Chiou et al. 2015, Jones et al. 2013, Kurth et al. 2014, Pettifor et al. 2015), oder mit einer strukturierten Beratung (vgl. Golin et al. 2012) verglichen wurde. Manchmal gab es nur feine Unterschiede in der Interventionsgruppe z.B. 90-minütige Beratung verglichen zu 60-minütiger Beratung (vgl. Chiou et al. 2015), was zu ähnlichen Ergebnissen führte.

Bei epidemiologischen Zahlen fiel auf, dass in der Literatur von unterschiedlichen Gebieten gesprochen wird. Das heißt, ob die Europäische Union oder das „Europäische Gebiet", wo z.B. auch Westasien mit einbezogen wird. Auch die Anzahl der Länder variieren. Zum Beispiel wurde bei 29.747 Personen in 31 Ländern der EU, HIV neu diagnostiziert, gegenüber 153.407 der 50 Länder der WHO European Region (vgl. Amato-Gauci 2016: ix).

Drei der 20 gefundenen Studien untersuchten die motivierende Gesprächsführung, als Intervention die ART Adhärenz zu verbessern (vgl. Golin et al. 2012, Holstad et al. 2012, Pettifor et al. 2015). Bei einer Studie führte die motivierende Gesprächsführung zu ähnlichen Ergebnissen mit der Kontrollgruppe (vgl. Pettifor et al. 2015), bei zwei Studien jedoch zu signifikanten Ergebnissen (vgl. Golin et al. 2012, Holstad et al. 2012), verglichen zur Kontrollgruppe.

Computerunterstützte Interventionen konnten die ART Adhärenz verbessern und das HIV-Übertragungsrisiko und die Viruslast senken (vgl. Kurth et al. 2014).

Präventionsstrategien von HIV in der Mutter-Kind-Übertragung bzw. auf den Partner reichen von Beratung, mit dem Angebot von HIV-Tests (vgl. Rosenberg et al. 2015), wodurch sich Auswirkungen auf das Bewusstsein des HIV-Übertragungsrisikos und das weitere sexuelle Verhalten zeigten, bis zu Partner-Benachrichtigungsinterventionen durch Einladungskarten, wodurch eine signifikante Beteiligung der Partner erreicht werden konnte (vgl. Noyondo et al. 2015). Studien zeigen, dass PartnerInnen oft den eigenen HIV-Status bzw. den Status der Partnerin/des Partners nicht wissen (vgl. Rosenberg et al. 2015, Jones et al. 2013), was zu weiterer Übertragung von HIV führt. PartnerInnen sollten in die Beratung integriert werden (vgl. Chiou et al. 2015). Diese Ergebnisse decken sich mit einer systematischen Übersichtsarbeit von Strömdahl et al. (2015), welche zum Schluss kamen, dass zur effektiven Prävention von HIV die Verwendung von Kondomen, die ART, PrEP und PEP, Peergruppen Interventionen und Beratung zählen.

Mobiltelefon-Nachrichten zur Prävention der Mutter zu Kind Übertragung wurden von Plessis et al. (2014) als Möglichkeit der Prävention von HIV untersucht. Das zeitige Wissen über den HIV-Status und die früh angefangene ART konnte die Übertragung von Mutter auf Kind reduzieren (vgl. Read et al. 2012).

Für die Ausbildung bzw. Weiterbildung des gehobenen Dienstes der Gesundheits- und Krankenpflege ist es sehr wichtig ein Augenmerk auf die individuelle Beratung der PatientInnen zu legen, um Fertigkeiten zu entwickeln, den PatientInnen den Umgang mit ihrer Erkrankung zu erleichtern bzw. Möglichkeiten zur Senkung des Risikoverhaltens kennen- und umsetzen zu lernen. In der Pflegepraxis soll Zeit für Beratung eingeplant werden und personelle Ressourcen zur Verfügung gestellt werden, außerdem sollte diese geplant und strukturiert durchgeführt werden. Die Studien zeigen kurzfristig positive Ergebnisse durch Beratung. Weiterer Studien sind notwendig, um zu zeigen wie sich regelmäßige, strukturierte Beratung langfristig auswirkt. Betreffend Adhärenz ist relevant herauszufinden, was zu Nicht-Adhärenz führt und wie die Betroffenen motiviert werden können die Therapie ein Leben lang gewissenhaft und konsequent einzunehmen. Die Zeit während Kontrolluntersuchungen sollte genutzt werden um evidenzbasiert Beratung zur HIV-Erkrankung, deren Übertragungswege, Vermeidung von Risikofaktoren, eventuell Motivation zur Änderung des Lebensstils und zu Präventionsstrategien z.b. den Kondomgebrauch, den HIV-Status zu wissen – von sich selbst und der Partnerin/dem Partner anzubieten. Außerdem sollte auf mögliche technische Unterstützungsmöglichkeiten hingewiesen und verwendet werden wie z.b. elektronische Medikamentendispenser oder computergestützte Beratung. Bei der Prävention von neuen HIV-Infektionen geht es um die Reduzierung bzw. Eliminierung von Mutter-Kind-Übertragung, die Verwendung von Kondomen, die Reduktion des Risikos durch z.b. Nadel-Austauschprogramme, HIV-Tests, ART, Verschreibung bzw. Verabreichung von PrEP, aber auch um Empowerment d.h. jungen Personen Wissen zu vermitteln, wie sie gesund bleiben können.

Zwei von drei Länder berichten von einer unzureichenden Prävention, um die Anzahl der HIV-Neuinfektionen zu senken. Der Prävention muss in Zukunft höhere Priorität eingeräumt werden. Es müssen noch mehr Anstrengungen unternommen werden um die Prävention zu verbessern und evidenzbasierte Interventionen durchzuführen (vgl. ECDC 2016).

Abschließend wird als limitierend angeführt, dass die 20 analysierten Studien in Amerika, Afrika, China, Indien, Thailand durchgeführt wurden. Es wurde keine Studie aus Europa gefunden. Die Arbeit gibt einen kleinen Überblick über die derzeitigen internationalen Präventionsinterventionen. Außerdem wurde keine Studie in deutscher Sprache gefunden. Die Übersetzung jeder Studie erfolgte gewissenhaft, liefert jedoch auch eine Limitation. Eine Generalisierung der Ergebnisse ist nicht möglich, da z.B. die sozialen und wirtschaftliche Faktoren der Länder sehr unterschiedlich sind.

Literaturverzeichnis

Abdala, Nadia, Zhan, Weihai, Shaboltas, Alla, Skochilov, Roman, Kozlov, Andrei, Krasnoselskikh, Tatiana (2013): Efficacy of a brief HIV prevention counseling intervention among STI clinic patients in Russia: A randomized controlled trial, in: *AIDS Behaviour*, 17 (3): 1016-1024.

Aberle J, Aberle St, Holzmann H, Popow-Kraupp Th, Puchhammer E (2016): „*Virusepidemiologische Information*" Nr. 03/16, Medizinische Universität Wien, [online] https://www.virologie.meduniwien.ac.at [14.5.2017].

Aberle J, Aberle St, Holzmann H, Popow-Kraupp Th, Puchhammer E (2017): „*Virusepidemiologische Information*" Nr. 02/17, Medizinische Universität Wien, [online] https://www.virologie.meduniwien.ac.at [11.8.2017].

Aidshilfen Österreich (2017): Prävention [online] https://www.aidshilfen.at/inhalt/pr%C3%A4vention [01.05.2017].

Amato-Gauci, Andrew, Beaute, Julien, Catchpole, Mike, Denis, Coulombier, Dara, Masoud, Donoghoe, Martin, Emiroglu, Nedret, Khasivey, Shahin, Lazdina, Valentina, Rondy, Marc, Quinten, Chantal, Zucs, Philip (2016): *HIV/AIDS surveillance in Europe 2015, Ecdc, WHO* [online] https://ecdc.europa.eu/en/publications-data/hivaids-surveillance-europe-2015 [29.10.2017].

Bogner, Johannes (2012): Adhärenz, in: *HIV & more* 4:18-25, [online] http://www.hivandmore.de/archiv/2012-4/HIV_4_12_FoBiBogner.pdf [29.4.2017].

Brenner, Andrea (2015): Patientenedukation im Akutkrankenhaus, Erarbeitung forschungsbasierter Grundlagen für die Entwicklung einer Strategie zur Optimierung der pflegerischen Patientenedukation an einer Österreichischen Privatklinik, in: *Pflege* 28 (2): 109, 110.

Chiou, Piao-Yi, Lin, Li-Chan, Chen, Yi-Ming, Wu, Shiao-Chi, Lew-Ting, Chih-Yin, Yen, Han-Wen, Chuang, Ping (2015): The Effects of Early Multiple-Time PN Counseling on Newly HIV-Diagnosed Men Who Have Sex with Men in Taiwan, in: *AIDS Behaviour* 19: 1773-1781, Springer Verlag.

Corneli, Amy, Pettifor, Audrey, Kamanga, Gift, Golin, Carol, McKenna, Kevin, Ou, San-San, Hamela, Gloria, Massa, Cecelia, Martionson, Francis, Tharaldson, Jeane, Hilgenberg, Deborah, Yu, Xuesong, Chege, Wairimu, Hoffman, Irving (2014): HPTN 062: A feasibility and acceptability pilot intervention to reduce HIV transmission risk behaviors among individuals with acute and early HIV infection in Lilongwe, Malawi, in: *AIDS Behaviour*, September 18 (9): 1785-1800.

Deutsch-Österreichische Leitlinie zur medikamentösen postexpositionellen Prophylaxe der HIV-Infektion (2013) Deutsche AIDS-Gesellschaft (DAIG), Register-Nr.: 055-004 [online] http://www.awmf.org/leitlinien/detail/ll/055-004.html [29.10.2017].

Deutsch-Österreichische Leitlinie zur antiretroviralen Therapie der HIV-Infektion (2014a) AWMF-Register-Nr.: 055-001, Klassifikation: S2k, Federführung: Deutsche AIDS-Gesellschaft (DAIG) [online] http://www.awmf.org/leitlinien/detail/ll/055-001.html [29.10.2017].

*Deutsch-Österreichische Leitlinie zur HIV-Therapie in der Schwangerschaft und bei HIV-exponierten Neugeborenen (*2014b), Register-Nr.: 055-002, Entwicklungsstufe: S2k, Federführende Fachgesellschaft(en): Deutsche AIDS-Gesellschaft e.V. (DAIG) [online] http://www.awmf.org/leitlinien/leitlinien-suche.html [4.5.2017].

ECDC (2016): European Centre for Disease Prevention and Control. The status of the HIV response in the European Union/European Economic Area, Stockholm. [online] https://ecdc.europa.eu/sites/portal/files/media/en/puplications/Publications/Status-of-HIV-response-in-EU-EEA-2016-30-jan-2017.pdf [25.09.2017].

ECDC (2017): European Centre for Disease Prevention and Control. HIV testing. Monitoring implementation of the Dublin Declaration on Partnership to Fight HIV/AIDS in Europe and Central Asia: 2017 progress report, [online] https://ecdc.europa.eu/sites/portal/files/documents/HIV%20testing.pdf [25.09.2017].

FGÖ, Fonds Gesundes Österreich (2017): HIV, Prävention [online] http://www.fgoe.org/search?SearchableText=hiv+pr%C3%A4vention [26.05.2017].

Fidler S, Anderson J, Azad Y, Delpech V, Evans C, Fisher M, Gazzard B, Gill N, Lazarus I, Lowbury R, Orton K, Osoro B, Radcliffe K, Smith B, Churchill D, Rogstad K, Cairns G (2013): Position statement on the use of antiretroviral therapy to reduce HIV transmission, January 2014: The British HIV Association (BHIVA) and the Expert Advisory Group on AIDS (EAGA), in: *British HIV Association, HIV Medicine*; 14: 259-262.

Fisher, Jeffrey, Cornman, Deborah, Shuper, Paul, Christie Sarah, Pillay, Sandy, Macdonald, Susan, Ngcobo, Ntombenhie, Amico, Rivet, Lalloo, Umesh, Friedland, Gerald, Fisher, William (2014): HIV

Prevention Counseling Intervention Delivered During Routine Clinical Care Reduces HIV Risk Behavior in HIV-Infected South Africans Receiving Antiretroviral Therapy: The Izidlela Zokuphila/Options for Health Randomized Trial, in: *Journal Acquir Immune Deficiency Syndrom* December 15, 67 (5): 499-507.

Fogel, Catherine, Crandell, Jamie, Neevel A.M., Parker, Sharon, Carry, Monique, White, Becky, Fasula, Amy, Herbst, Jeffrey, Gelaude, Debora (2015): Efficacy of an Adapted HIV and Sexually Transmitted Infection Prevention for Incarcerated Women: A Randomized Controlled Trial, in: *American Journal of Public Health*, Vol. 105 (4): 802-809.

Gingelmaier, Andrea (2016): Kinderwunsch und Schwangerschaft. Trotz HIV zu einem gesunden Kind, in: *MMW Fortschritte der Medizin*, S2 (158): 46-48.

Go, Vivian, Frangakis, Constantine, Minh Nguyen Le, Latkin, Carl, Ha, Tran Viet, Mo, Tran Thi, Sripaipan, Terrada, Davis, Wendy, Zelaya Carla, Vu, Pham The, Celentano, David, Quan, Vu Minh (2015): Efficacy of a Multi-level Intervention to Reduce Injecting and Sexual Risk Behaviors among HIV-Infected People Who Inject Drugs in Vietnam: A Four-Arm Randomized Controlled Trial, in: *PLOS ONE* 10(5): e0125909.

Golin, Carol, Earp, Jo Anne, Grodensky, Catherine, Patel, Shilpa, Suchindran, Chirayath, POarikh, Megha, Kalichman, Seth, Patterson, Kristine, Swygard, Heidi (2012): Longitudinal Effects of SafeTalk, a Motivational Interviewing-Based Program to Improve Safer Sex Practices Among People Living with HIV/AIDS, in: *AIDS Behaviour*, July, 16 (5): 1182-1191.

GuKG Novelle 2016, [online] https://www.ris.bka.gv.at/Dokumente/BgblAuth/...2016_I.../BGBLA_2016_I_75.pdf [23.10.2017].

Hamouda, O, Bremer, V, Marcus, U, Bartmeyer, B (2014): Ausgewählte sexuell übertragbare Infektionen Epidemiologische Entwicklung und Präventionsstrategien, in: *Gynäkologie und Geburtshilfe*, 2014; 19 (4): 26-32.

Hart, Trevor A., Stratton, Natalie, Coleman, Todd A., Wilson, Holly A., Simpson, Scott H., Julien, Rick E., Hoe, David, Leahy, Bob, Maxwell, John, Adam, Barry D (2016): A Pilot Trial of a Sexual Health Counseling Intervention for HIV-Positive Gay and Bisexual Men Who Report Anal Sex without Condoms, in: *PLOS ONE, 11(4): e0152762.*

Holstad, Marcia McDonnell, Essien, James, Ekong, Ernest, Higgins Melinda, Teplinskiy Ilya, Adewuyi, Modupe Falilatu (2012): Motivational Groups Support Adherence to Antiretroviral Therapy and use of Risk Reduction Behaviors in HIV Positive Nigerian Women: A Pilot Study, *African Journal Reproductive Health* 16(3): 14-27.

Jones DL, Peltzer K, Villar-Loubet O, Shikwane E, Cook R, Vamos S, Weiss SM (2013): Reducing the risk of HIV infection during pregnancy among South African women: A randomized controlled trial, *AIDS Care,* 25(6): 702-709.

Kevany, Sebastian, Khumalo-Sakutukwa, Gertrude, Singh, Basant, Chingono, Alfred, Morin, Stephen (2016): Global Health Diplomacy, Monitoring & Evaluation, and the Importance of Quality Aussurance & Control: Findings from NIMH Project Accept (HPTN 043): A Phase III Randomized Controlled Trial of Community Mobilization, Mobile Testing, Same-Day Results, and Post-Test Support for HIV in Sub-Saharan Africa and Thailand, in: *PLOS ONE* 11(2): e0149335.

Kleibel, Veronika, Mayer, Hanna (2011): *Literaturrecherche für Gesundheitsberufe*, 2. überarbeitete Auflage, Facultas Verlags- und Buchhandels AG, Wien.

Koo, Fung Kuen, Chen, Xi, Chow, Eric P.F, Jing, Jun, Zheng, Jun, Zhao, Junshi, Zhang, Lei (2015): Barriers and Potential Improvements for Needle and Syringe Exchange Programs (NSPs) in China: A qualitative Study from Perspectives of Both Health and Public Security Sectors, in: *PLOS ONE,* 10(6): e0130654.

Kurth, Ann, Spielberg, Freya, Cleland, Charles, Lambdin, Barrot, Bangsberg, David, Frick, Pamela, Severynen, Anneleen, Clausen, Mark, Norman, Robert, Lockhart, David, Simoni, Jane, Holmes, King (2014): „Computerized Counseling Reduces HIV-1 Viral Load and Sexual Transmission Risk: Findings from a Randomized Controlled Trial", in *Journal Acquir Immune Deficiency Syndrom,* April 15, 65(5): 611-620.

Leierer, Gisela, Rappold, Michaela, Strickner, Stefanie, Zangerle, Robert (2016): *HIV/AIDS in Austria, 30thReport oft he Austrian HIV Cohort Study*, AHIVCOS, STUDIA Universitätsverlag, Innsbruck [online] https://www.ages.at/service/service-oeffentliche-gesundheit/berichte-und-folder/30th-report-of-the-austrian-hiv-cohort-study/ [26.09.2017].

Mandelbrot, L, Tubiana, R, Le Chenadec, J, Dollfus, C, Faye, A, Pannier, E, Matheron, S, Khuong, MA, Garrait, V, Reliquet, V, Devidas, A, Berrebi, A, Allisy, C, Elleau, C, Arvieux, C, Rouzioux, C, Warszawski, J, Blanche, S (2015): No perinatal HIV-1 trasmission from women with effective antiretroviral therapy starting before conception, in: *Clinical Infectious Diseases, 61 (11): 1715-1725.*

Marhefka, Stephanie, Buhi, Eric, Baldwin, Julie, Chen, Henian, Johnson, Ayeshy, Lynn, Vickie, Glueckauf, Robert (2014): Effectiveness of Healthy Relationships Video-Group-A Videoconferencing Group Intervention for Women Living with HIV: Preliminary Findings from a Randomized Controlled Trial, in: *Telemedicine and e-Health*, February, Vol. 20, No.2: 128-134.

MDS, Medizinischer Dienst des Spitzenverbandes, Bund der Krankenkassen (2017): Prävention [online] www.mds-ev.de [31.10.2017].

Nyondo, Alinane, Choko, Augustine Talumba, Chimwaza, Angela Faith, Muula, Adamson Sinjani (2015): Invitation Cards during Pregnancy Enhance Male Partner Involvement in Prevention of Mother to Child Transmission (PMTCT) of Human Immunodeficiency Virus (HIV) in Blanteyre, Malawi: A Randomized Controlled Open Label Trial, in: *PLOS ONE* 10(3): e0119273.

Nöstlinger, Christiana, Platteau, Tom, Bogner, Johannes, Buryze, Jozefien, Dec-Pietrowska, Joanna, Dias, Sonia, Newbory-Helps, John, Kocsis, Agnes, Mueller, Matthias, Rojas, Daniela, Stanekova, Danica, van Lakveld, Jacques, Colebunders, Robert (2016): Computer-Assisted Intervention for Safer Sex in HIV-Positive Men Having Sex With Men: Findings of a European Randomized Multi-Center Trial, in: *Journal Acquir Immune Deficiency Syndrome,* Volume 71 (3): e63-e72.

Pettifor, Audrey, Corneli Amy, Kamanga, Gift, McKenna, Kevin, Rosenberg, Nora, Yu, Xuesong, Ou, San-San, Massa, Cecilia, Wiyo, Patricia, Lynn, Diana, Tharaldson, Jenae, Golin, Carol, Hoffman, Irving, IN: *PLOS ONE*, May 11, 10(5): e0124452.

Plessis, Elsabe, Shaw, Souradet, Gichuhi, Mary, Gelmon, Larry, Estambale, Bensen, Lester, Richard, Kimani, Joshua, Avery, Lisa (2014): Prevention of mother-to child transmission of HIV in Kenya: chellenges to implementation, in: *BMC, BioMedCentral Health Services Research,* 14(Suppl. 1): 510.

Pschyrembel [online] www.pschyrembel.de [31.10.2017].

Read, Jennifer, Cohen, Rachel, Hance, Laura Freimanis, Machado, Elizabeth, Mussi-Pinhata, Mariasa, Ceriotto, Mariana, Santos, Breno, Succi, Regina, Pilotto, Jose, Alarcon, Jorge, Kreitchmann, Regis (2012): Missed opportunities for prevention of mother-to-child transmission of

HIV-1 in the NISDI Perinatal and LILAC cohorts, in: *International Journal Gynaecology and Obstetric*, October, 11981): 70-75.

Rieger, Armin (2017a): Statement der Österreichischen AIDS Gesellschaft zum Einsatz der Postexpositionsprophylaxe (PEP) [online] www.aidsgesellschaft.info/ [05.10.2017].

Rieger, Armin, Zagler, Christian (2017b): Statement der Österreichischen AIDS Gesellschaft zum Einsatz von TDF/FTC (Truvada®) als präexpositionelle Prophylaxe (PrEP) [online] www.aidsgesellschaft.info/ [05.10.2017].

Robert Koch Institut (2016a): *Epidemiologisches Bulletin, Schätzung der Zahl der HIV-Neuinfektionen und der Gesamtzahl von Menschen mit HIV in Deutschland* (45): 497-512.

Robert Koch Institut (2016b): Merkblätter, Ratgeber HIV [online] www.rki.de/DE/Content/Infekt/EpidBull/Merkblaetter/Ratgeber_HIV_AIDS.html [05.10.2017].

Rosenberg, Nora, Mtande, Tiwonge, Saidi, Friday, Stanley, Christopher, Jere, Edward, Paile, Lusubiro, Kumwenda, Kondwani, Mofolo, Innocent, Ngámbi, Wingston, Miller, William, Hoffman, Irving, Hosseinipour, Mina (2015): Recruiting male partners for couple HIV testing and counselling in Malawi´s option B+ propgramme: an unblinded randomised controlled trial in: *Lancet HIV, 2(11): e483-e491.*

Rusch, Simone (2014): Patientenedukation in der Praxis. Der Einsatz von Lernenden der Gesundheits- und Krankenpflege im Patienten-Informations-Zentrum am Klinikum Lüdenscheid, in: *PADUA,* 9(1): 36-39, Verlag Hans Huber, Hogrefe AG, Bern.

Sabin, Lora, Bachman De Silva, Mary, Gill, Christopher, Li, Zong, Vian, Taryn, Wubin, Xie, Feng, Cheng, Keyi, Xu, Guanghua, Lan, Haberer, Jessica; Bangsberg; David, Yongzhen, Li, Hongyan, Lu, Gifford, Allen (2015): Improving Adherence to Antiretroviral Therapy with Triggered Real Time Text Message Reminders: the China through Technology Study (CATS), in: *Journal Acpuir Immune Deficiency Syndrom,* August, 69 (5): 551-559.

Safren, Steven, O´Cleirigh, Conall, Skeer, Margie, Elsesser, Steven, Mayer, Kenneth (2013): Project Enhance: A Randomized Controlled Trial of an Individualized HIV Prevention Intervention for HIV-Infected Men Who Have Sex With Men Conducted in Primary Care Setting, in: *Health Psychology*, February, 32 (2): 171-179.

Safren, Steven, Mayer, Kenneth, Ou, San-San, McCauley, Marybeth, Grinsztejn, Beatriz, Hosseinipour, Mina, Kumarasamy, Nagalingeswaran, Gamble, Theresa, Hoffman, Irving, Celentano, David, Chen, Ying Qing, Cohen, Myron (2015): Adherence to Early Antiretroviral Therapy: Results from HPTN 052, A Phase III, Multinationa Randomized Trial of ART to Prevent HIV-1 Sexual Transmission in Serodiscordant Couples, in: *Journal Aquir Immune Deficiency Syndrom, June, 69 (2): 234-240.*

Sidibé, Michel (2017): Ending AIDS PROGRESS TOWARDS THE 90-90-90 TARGETS, Global Aids update, unaids [online] http://www.unaids.org/en/resources/documents/2017/20170720_Global_AIDS_update_2017 [23.09.2017].

Statistik Austria (2016): Statistiken Menschen und Gesellschaft, Gestorbene Insgesamt ab 1970 nach Todesursachen – Österreich [online] http://www.statistik.at/web_de/statistiken/menschen_und_gesellschaft/gesundheit/todesursachen/index.html [03.04.2017].

Strömdahl, S, Hickson F, Pharris A, Sabido M, Baral S, Thorson A (2015): A systematic review of evicence to inform HIV prevention interventions among men who have sex with men in Europe, [online] www.eurosurveillance.org/ViewArticle.aspx?ArticleId=21096 [05.10.2017].

Sweers, Holger (2010): HIV-Therapie, Deutsch Erste Auflage 2010, *Deutsche Aidshilfe,* [online] www.aidshilfe.de [03.04.2017].

Sweers, Holger, Ecker, Michael, Ulrich, Markus, Schafberger, Armin (2014): *HIV/AIDS VON A BIS Z, HEUTIGER WISSENSSTAND,* Bundeszentrale für gesundheitliche Aufklärung, BZgA, Deutsche AIDS-Hilfe e.v. [online] https://www.bzga.de/botmed_70010000.html [23.9.2017].

UNAIDS (2014): *90-90-90 An ambitious treatment target to help end the AIDS epidemic.* [online] http://www.unaids.org/en [24.7.2017].

UNAIDS (2017): FACT SHEET JULY 2017. Global HIV STATISTICS [online] www.unaids.org/en/resources/documents/2017/UNAIDS_FactSheet [26.09.2017].

UNICEF (2017): The AIDS epidemic continues to take a staggering toll, especially in sub-Saharan Africa [online] http://data.unicef.org/topic/hivaids/global-regional-trends/ [26.09.2017].

Von Rüden, Ursula, Töppich, Jürgen (2015): *AIDS im öffentlichen Bewusstsein der Bundesrepublik Deutschland. Wissen, Einstellungen und Verhalten zum Schutz vor HIV/AIDS und anderen sexuell übertragbaren Infektionen (STI). Eine Wiederholungsbefragung der Bundeszentrale für gesundheitliche Aufklärung, Köln.* Kurzbericht Juni 2015, BZgA, Bundeszentrale für gesundheitliche Aufklärung [online] http://www.bzga.de/studien. [24.04.2017].

WHO Europe (2016): Action plan for the health sector response to HIV in the WHO European Region, Regional Committee for Europe 66th Session, Copenhagen, Denmark, 12-15 September, Working document [online] http://www.euro.who.int/en/health-topics/communicable-diseases/hivaids/publications/2016/action-plan-for-the-health-sector-response-to-hiv-in-the-who-european-region.-draft-5.4-2016 [03.04.2017].

WHO (2017): HIV/Data [online] http://www.who.int/gho/hiv/en [26.09.2017].

Anhang I Zusammenfassung der Studien

Autoren	Erscheinungsjahr	Durchführung der Studie	Land/Gebiet	Teilnehmer-Innen	Intervention	Übertragungsweg	Methode	Ergebnis
Chiou et al.	2015	2012-	China, Taiwan	85	Partnerbenachrichtigung, Beratung	neu HIV-infizierten MSM	RCT[14]	Interventionsgruppe mehr Kontaktdaten weitergegeben, signifikant mehr Partner ließen sich testen
Fischer et al.	2014	2008-2010	Südafrika	1.891	HIV-Präventionsberatung für HIV+	keine Angabe	RCT	Reduktion des Risikoverhaltens
Fogel et al.	2015	2010-2011	USA, North Carolina	521 inhaftierte Frauen	AIDS Risk Reduction Model, Präventionsintervention	keine Angabe	RCT	Signifikante Reduzierung des Risikoverhaltens
Go et al.	2015		Vietnam	455	Mobilisierung der Gemeinschaft	IVD	4-Arm RCT	Reduzierung des Risikoverhaltens
Golin et al.	2012	2006-2008	USA, North Carolina	490	Motivierende Gesprächsführung, „safe talk"	keine Angabe	RCT	Reduktion von ungeschütztem Geschlechtsverkehr und HIV-Übertragungs-Risikoverhalten
Hart et al.	2016	2009-2013	USA, Toronto	59	Sexuelle Gesundheitsberatung in Kleingruppen	MSM, bisexuelle HIV+ Männer	Pilotstudie	Signifikante Reduktion von Kondomlosen Sex von 50 auf 28.9 %
Holstad et al.	2012	04/2008-12/2008	Nigeria	60 Frauen	Beratung, Motivierende Gesprächsführung	keine Angabe	Pilotstudie	Adhärenz verbesserte sich, höheres Wissen von HIV, Reduzierung des Risikoverhaltens
Jones et al.	2013	09/2010-03/2012	Südafrika	478 (239 Paare)	Partnerberatung, Einbeziehung der Partner von schwangeren Frauen	MTCT	RCT	Reduzierung von ungeschütztem Geschlechtsverkehr, verbessertes Wissen um HIV
Kevany et al.	2016	Keine Angabe	Afrika, Thailand	28.240	Beratung; Mobilisierung der Gemeinschaft, mobiles testen, gleicher Tag, Ergebnis, Support nach dem Test f. HIV-positive	keine Angabe	RCT	Reduzierung des Risikoverhaltens für HIV, „know your status"

[14] Randomized Controlled Trial, randomisiert kontrollierte Studie

Autoren	Erscheinungsjahr	Durchführung der Studie	Land/Gebiet	Teilnehmer-Innen	Intervention	Übertragungsweg	Methode	Ergebnis
Koo et al.	2015	2009-2010	China	68	Interview, Nadel-, Spritzenaustauschprogramme	IVD	Halbstrukturierte Interviews, qualitative Studie	Positive Grundhaltung, Probleme bei Implementierung
Kurth et al.	2014		USA, Washington	240	Computerunterstützte Beratung, Adhärenz	keine Angabe	RCT	Verbesserte ART Adhärenz, Reduzierung des Risikoverhaltens
Marhefka et al.	2014	2011	USA	71 Frauen	Videokonferenz-Gruppenintervention	keine Angabe	RCT	Reduzierung von ungeschütztem Geschlechtsverkehr
Nyondo et al.	2015	2013-2014	Malawi	462 schwangere Fr.	Einladungskarten während der Schwangerschaft	MTCT	RCT	Einladungskarte erhöhte den Anteil der Frauen, die von ihren Männern begleitet wurden
Pettifor et al.	2015	2010-2012	Malawi	28	Motivational-Interviewing	Akute HIV-Infektion	RCT	Reduzierung des Risikoverhaltens
Plessis et al.	2014		Kenia	503 schwangere Frauen	Prävention von MTCT	MTCT	RCT	86 % präventive Beratung für schwangere Frauen, ART für 91,9 % der Neugeborenen
Read et al.	2012	2002-2007, 2008-2009	Argentinien, Bahamas, Brasilien, Jamaica, Mexiko, Peru	821 bzw. 779 Frauen, 711 Säuglinge/Kinder	Prävention von MTCT	MTCT	Fallstudie	Frühes Wissen von HIV-Infektionsstatus und frühe ART, Strategien zur Prävention von MTCT reduziert die Übertragung von HIV auf das Kind
Rosenberg et al.	2015	2014	Malawi	200 schwangere Frauen	Beratung und Tests	MTCT	RCT	Ca. ¾ der Partner kamen zur Beratung, das Risikoverhalten veränderte sich
Sabin et al.	2015	2012-	China	119	Adhärenz, elektronische Medikamentendispenser	Alle Übertragungswege	Technologiestud ie	Die ART Adhärenz wurde signifikant verbessert
Safren et al.	2013	2004-2008	USA, Boston	201	Beratung	MSM	RCT	Senkung des sexuellen Risikoverhaltens
Safren et al.	2015	2005-2010	Kenia, Malawi, Südafrika, Zimbabwe, Brasilien, Indien, Thailand, USA	1763	Adhärenz	ART um HIV-Übertragung bei einem HIV-positivem Partner	Multinational RCT	ART hat das Risikoverhalten über mehrere Jahre nicht erhöht; Abnahme der sexuellen Risikobereitschaft; ART weißt auf nachhaltige Auswirkung hin.

31

Anhang II Qualitäts- und Beurteilungskriterien

Die gefundene Literatur wurde nach Kleibel und Mayer (2011) bewertet. Hier wird kurz zusammengefasst wie vorgegangen wurde. Es wird der engere und der weitere Kontext und der Inhalt beurteilt. Unter engeren Kontext verstehen Kleibel und Mayer das formale Fundament jeder Publikation, d.h. Autor, Aktualität und Quellenangaben. Zum weiteren Kontext zählen der Verlag, Herausgeber d.h. auch Websiteanbieter, Qualitätssicherung und die Zielgruppe der Publikation. Fragen um die inhaltliche Qualität quantitativer Forschungsergebnisse einzuschätzen folgen.

	Einschätzung der inhaltlichen Qualität
Einleitung/Theoretischer Teil	
Forschungsproblem	• Schilderung der Ausgangslage, dass die Problemstellung klar ist • Forschungsproblem klar abgegrenzt
Ziele	• Ausrichtung der Ziele auf die Problemstellung • Ziele der Studie erreicht
Forschungsfragen	• Forschungsfragen sind klar erkennbar, präzise formuliert
Literaturübersicht/theoretischer Rahmen	• Nachvollziehbarer Zusammenhang zw. der besprochenen Fachliteratur und dem Forschungsproblem/der Forschungsfrage • Diskussion aktueller Forschungserkenntnisse zur untersuchenden Thematik • systematische Literaturübersicht • verständlicher theoretische Rahmen der Arbeit • konzeptuellen Definitionen hinter den verwendeten Begriffen/Definitionen beschrieben/begründet?
Variablen	• Studienvariablen im Zusammenhang mit den theoretischen Konzepten? • Klare Definition der Studienvariablen/basieren auf vorhergegangenen Forschungsergebnissen oder Theorien? • Ist die konzeptionelle Definition der Variablen konsistent mit der Operationalisierung?
Hypothesen	• Formulierung einer/mehrere Hypothesen • Hypothese beinhaltet abhängige und unabhängige Variablen/ist deren Beziehung zueinander dargestellt? • Aussage über die Population, auf die sie sich bezieht? • Wird die aufgestellte Hypothese theoretisch begründet?
Empirischer Teil	
Design	• Beschreibung des Designs der Untersuchung • Gründe zur Auswahl des Designs • Ist das Design das am besten geeignete, um die Forschungsfrage zu beantworten bzw. die Hypothesen zu überprüfen?
Datenerhebung/Vorgangsweise	• Die gewählten Methoden sind zur Beantwortung der Forschungsfrage geeignet • Ermöglichen die gewählten Methoden die Einhaltung des Gütekriteriums der Objektivität? • Wurde das Instrument von dem/der Autor/in selbst erstellt oder von anderen Personen übernommen? – Wird die Auswahl des Instruments begründet? • Wird die Reliabilität des Instruments diskutiert? • Wird die Validität des Instruments diskutiert? • Nachvollziehbarkeit der Vorgangsweise der Datenerhebung

Stichprobe	• Beschreibung der Population • Nachvollziehbarkeit der Auswahlstrategie der Stichprobe • Begründung der Auswahl • Einschätzung der notwendigen Stichprobengröße/bzw. Begründung der Stichprobengröße • Angemessenheit der Stichprobengröße • Auf welche Population kann diese Stichprobe übertragen werden?
Ethische Diskussion	• Werden ethische Implikationen diskutiert und Vorgehensweisen zum Schutz der Teilnehmer/innen aufgezeigt? • Informed consent vorhanden • Wurden die Teilnehmer/innen vor möglichen Schäden geschützt? • Wahrung der Anonymität der Teilnehmer/innen
Datenanalyse	• Werden die statistischen Tests, die für die Datenanalyse verwendet wurden genannt und begründet? • Wird rein deskriptiv ausgewertet oder folgen komplexere statistische Berechnungen? • Nennung des Signifikanzniveaus • Entsprechen die jeweiligen Methoden dem Messniveau jeder Variablen?
Ergebnisdarstellung	• Trennung der Ergebnisse und Interpretationen • Bezug der Ergebnisdarstellung auf die Forschungsfragen/die Hypothesen • Sind die präsentierten Informationen ausreichend um die Forschungsfrage/n zu beantworten • Beantwortung der Forschungsfragen • Begründung der Interpretationen • Wird in der Diskussion ein Bezug zum theoretischen Rahmen gestellt
Schlussfolgerungen	• Direkter Bezug zu den Erkenntnissen der Untersuchung • Empfehlungen auf den neuen Erkenntnissen basierend • Bedeutung für die (Pflege-)Praxis • Empfehlungen für weitere Untersuchungen • Evtl. Limitationen werden erwähnt
Literaturangaben/Referenzliste	• Nachvollziehbarkeit und den wissenschaftlichen Kriterien entsprechende Quellenangabe • Umfassende verwendete Literatur-/Referenzliste • Aktualität der verwendeten Literatur

(vgl. Kleibel/Mayer 2011: 108, 109)

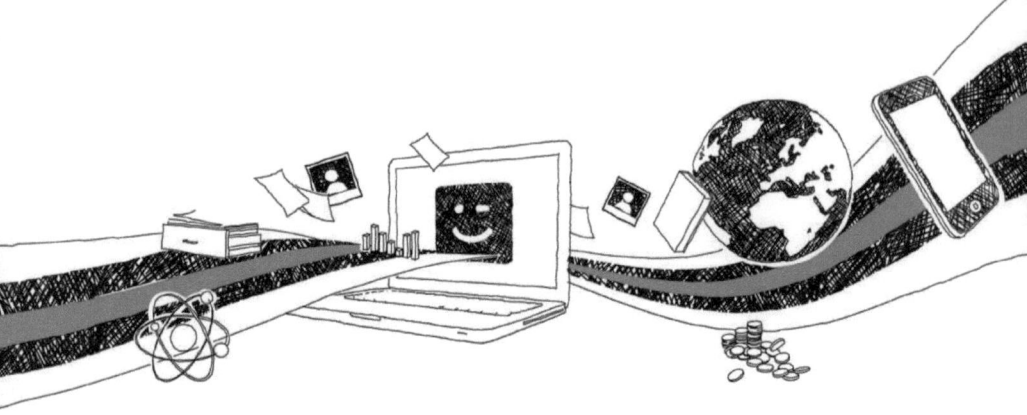
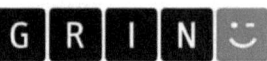